HISTORIA DE LA MEDICINA INTENSIVA

Leticia Fernández Salvatierra

Pilar Araujo Aguilar

Mireia Barceló Castelló

María Dolores Vicente Gordo

HISTORIA DE LA MEDICINA INTENSIVA.

Leticia Fernández Salvatierra, Pilar Araujo Aguilar, Mireia Barceló Castelló, María Dolores Vicente Gordo

Copyright del texto: los autores

ISBN-13: 978-1540502728

ISBN-10: 1540502724

Copyright Zaragoza, 2016. Maquetación y cubierta: Leticia Fernández Salvatierra

-HISTORIA DE LA MEDICINA INTENSIVA-

AGRADECIMIENTOS

A todas las personas que han contribuido a mi afición e interés por el paciente crítico.

A nuestros pacientes que día a día nos hacen crecer como profesionales y también como personas.

INDICE

CAPÍTULO I: CREACIÓN DE LA ESPECIALIDAD……………………………. 7

CAPÍTULO II: DESCRIPCIÓN DE UNA UNIDAD DE MEDICINA INTENSIVA…………………………….. 23

CAPÍTULO III: CRITERIOS DE INGRESO Y EXCLUSIÓN DE ENFERMOS…………………………….. 34

CAPÍTULO IV: BIBLIOGRAFÍA……………………. 55

CAPÍTULO I: CREACIÓN DE LA ESPECIALIDAD

Leticia Fernández Salvatierra, Pilar Araujo Aguilar

Muchos familiares de pacientes se extrañan que, a su familiar cuando ingresa en UCI, lo atienda otro personal médico diferente al cirujano que lo intervino o el médico que lo estaba viendo en planta. Piensan que, en una Unidad de Críticos, hay solo personal de Enfermería a las órdenes de facultativos ajenos a la especialidad. Por eso, a veces nuestra profesión es tan desconocida.

Una de esas razones es la que me ha impulsado el crear este libro, para dar que hablar de una especialidad, a veces ignorada pero, muy importante en el curso evolutivo de algunas enfermedades.

Una gran parte del mérito de que las intervenciones complejas resulten un éxito, a parte de la pericia del cirujano, radica también en los cuidados postoperatorios del paciente, estando alerta de cualquier complicación, por pequeña que sea, y contando con una solución inmediata.

En el trascurso del ingreso de un paciente en un hospital, puede necesitar un tratamiento específico que no puede aportarse en planta y para ello se necesita personal formado en una terapia tan específica como es la medicina intensiva.

El médico especialista en Medicina Intensiva tiene que tener amplios conocimientos de fisiopatología, que son muy necesarios para diagnosticar, tratar y revertir estados patológicos a la normalidad. También es imprescindible que sepa realizar una serie de técnicas invasivas necesarias en el día a día de trabajo, tales como, intubación orotraqueal, manejo de ventilación mecánica tanto invasiva como no invasiva, canalización de vías venosas centrales, drenaje de cavidades como drenaje de la cavidad torácica, peritoneal o pericárdica, técnicas de remplazo renal. Al igual que debe de aprender a realizar, también es necesario que deba aprender cuándo está indicado su uso, tema que hablaremos ampliamente en el capítulo III.

Existe un debate entorno a cuándo se inicio la medicina crítica. Sería durante la Guerra de Crimea (1854-1856), el sitio donde se originaron los pioneros en el tema. Gracias a Florence Nigthingale, enfermera de profesión, se conocen hoy en día las Unidades de Cuidados Intensivos.

Nigthingale reunió a los soldados gravemente heridos durante la guerra en una sola área, que fue la más próxima a la central de enfermería para que pudieran recibir atención intensiva de enfermería.

Años después, en 1923, el Doctor Walter Dandy creo el concepto de recuperación postquirúrgica y organizó una unidad postoperatoria de neuroquirúrgicas en el Hospital Johns Hopkins en Baltimore, reclutando personal de enfermería especializado.

Respecto a la tecnología de soporte vital, la referencia es la epidemia de poliomielitis de 1940 y 1950. La alta incidencia de polio bulbar con parálisis neuromuscular dio lugar a la necesidad de sistemas de ventilación mecánica, en este caso con los "pulmones de acero" creando una forma de asistencia ventilatoria para los enfermos. Así es como se introdujo la ventilación mecánica para pacientes no quirúrgicos y se empezó a utilizar en aumento para pacientes con insuficiencia respiratoria de cualquier etiología.

Las Unidades de Cuidados Intensivos iniciaron su desarrollo en España en la década de los años 60, creándose la primera de ellas en la Fundación Jiménez Díaz de Madrid en el año 1965.

Inicialmente los encargados de dirigir las unidades de críticos eran médicos procedentes de otras diferentes especialidades, tales como internistas, anestesistas, cardiólogos, neumólogos,...

Poco a poco fue necesario crear una

nueva especialidad (Medicina Intensiva), ya que:

Los pacientes críticos, independientemente de su enfermedad tienen muchas características fisiopatológicas y clínicas similares, pero necesitan estrategias precisas y específicas de tratamiento y vigilancia, lo que precisa una necesidad de personal específico altamente preparado y en contacto con los avances de la tecnología.

En España, hubo una primera generación de intensivistas que de forma autodidacta aportaron los conocimientos de sus respectivas especialidades de origen adaptándolas a las peculiaridades del enfermo crítico. A ellos se unieron, a partir de mediados de la década de los 70, los postgraduados formados en programas específicos de Medicina Intensiva (vía MIR).

Las Unidades de Cuidados Intensivos se tratan de Servicios Centrales de carácter polivalente, que funcionan en íntima conexión con los demás servicios hospitalarios y del Área de Salud y atienden tanto a pacientes médicos como quirúrgicos, con un denominador común: *UN CARÁCTER CRÍTICO Y POTENCIALMENTE RECUPERABLE*. Para ello disponen de unas características de diseño arquitectónico, equipamiento técnico y personal cualificado peculiar. De igual modo, la atención propia de la Medicina

Intensiva se puede aplicar también en el ámbito extrahospitalario, en cualquier lugar en que sean necesarias sus prestaciones, especialmente con motivo del transporte del paciente en situación crítica o en la atención sanitaria a las situaciones de catástrofe de cualquier tipo.

La práctica de la Medicina Intensiva requiere poseer un determinado campo de conocimientos, dominar un conjunto de habilidades y disponer de una serie de actitudes psíquicas y humanas. Estos rasgos son comunes a la mayoría de las disciplinas clínicas, pero la integración simultánea de todas junto con la premura de actuación, puede proporcionar una aproximación al perfil profesional del facultativo especialista en Medicina Intensiva.

Para empezar, la práctica de la Medicina Intensiva requiere poseer una sólida base en Medicina Interna, ya que buena parte de su actividad se corresponde con la de un *"internista experto en situaciones críticas"*.

Esto justifica que todos los programas de formación cuenten con un primer período dedicado a esta formación general, antes de entrar en los contenidos específicos de la Medicina Intensiva.

El médico intensivista debe tener una visión fisiopatológica clara de sus pacientes siendo un conocimiento médico indispensable. El objetivo fundamental de la Medicina Intensiva es el estudio de los mecanismos por los que todas las enfermedades pueden conducir a una situación en que la vida esté amenazada.

Estos mecanismos, que son similares a todos los procesos médicos o quirúrgicos, fueron denominados por Fynn "vías finales comunes" (1974): fracaso de la respiración, la circulación o los sistemas de mantenimiento del equilibrio del medio interno. Esto condiciona que el campo de conocimiento de la Medicina Intensiva se encuentre más próximo a la Fisiopatología, ya que junto a los diagnósticos clínicos habituales, el intensivista ha de manejar un diagnóstico funcional, del que va a depender el nivel de soporte vital a que ha de ser sometido el enfermo. Este carácter fisiopatológico impregna incluso el lenguaje coloquial que se acostumbra a oír en la UCI al hacer referencia a la situación de un determinado paciente: "mal ventilado", "acidótico", "mejor perfundido", "hipóxico",...

Para el intensivista, también es necesario que posea ciertas nociones de Bioingeniería, ya que ha de manejar dispositivos mecánicos y electrónicos (a veces complejos) que forman una unidad con el paciente. Puede resultar que a veces no es fácil separar lo que es el fallo de uno de estos sistemas artificiales de soporte, de lo que constituye una alteración primaria del enfermo. Ello exige conocer los fundamentos físicos de los respiradores mecánicos, aproximarse a la tecnología de los transductores y otros elementos de monitorización electrónica.

Además, el trabajo de intensivista requiere el dominio de determinadas técnicas y habilidades que tradicionalmente proceden del campo de otras especialidades, fundamentalmente la Cirugía o Anestesiología: inserción de vías aéreas artificiales y manejo de respiradores, vías venosas centrales y cateterismo cardíaco, procedimientos de depuración extrarrenal, técnicas de resucitación cardiopulmonar y soporte circulatorio, drenaje de cavidades, al igual que la destreza con aparatos como ecocardiógrafo y doppler transcraneal.

Los aspectos éticos y sociológicos no pueden quedar al margen de este análisis.

Éstos son los que matizan la Medicina Intensiva. Los poderosos medios de soporte vital aplicados indiscriminadamente a pacientes irreversibles, pueden conducir a un proceso de "retrasar la muerte más que prolongar la vida", que puede entrar en colisión con los principios éticos fundamentales y atentar contra los derechos y la dignidad de los propios pacientes.

Por otro lado, la capacidad para absorber recursos económicos por parte de la Medicina Intensiva es prácticamente ilimitada e incluso en condiciones óptimas de gestión, el mantenimiento de una cama de UCI supera al menos tres veces el de una de hospitalización convencional. Los recursos disponibles son necesariamente limitados y su adscripción inadecuada, puede privar de ellos a un paciente verdaderamente necesitado, además de un gasto inútil. Esto obliga a utilizar criterios de selección de enfermos que permitan que la UCI se dedique a los pacientes en situación de amenaza vital con expectativas razonables de recuperación y a establecer, dentro de lo posible, los límites a los que se debe llegar con las medidas activas de soporte, que ha venido en denominarse "encarnizamiento terapéutico". De este tema hablaremos más ampliamente en el Capítulo III.

CAPÍTULO II: DESCRIPCIÓN DE UNA UNIDAD DE MEDICINA INTENSIVA

Leticia Fernández Salvatierra, Mireia Barceló Castelló

Una Unidad de Medicina Intensiva, Unidad de Terapia Intensiva (llamada en Latinoamérica) o Unidad de Cuidados Intensivos, como nombre más coloquial, es el servicio destinado a la hospitalización de pacientes en estado crítico, que exige monitorización continua, asistencia médica y de enfermería las 24 horas y utilización de equipos altamente especializados bien para dar soporte o bien para medición de valores hemodinámicos.

Este servicio, que suele entrar dentro de los Servicios Centrales de un Hospital, presta asistencia a pacientes críticos, en los que su patología haya alcanzado un nivel de severidad tal que suponga un peligro vital o potencial, siempre que sea susceptible de recuperabilidad.

Para ello se necesita un personal altamente cualificado. Por parte de los facultativos, para trabajar en una Unidad de Cuidados Intensivos de nuestro país, se necesita formación específica vía MIR (ya comentado en capítulo 1).

No todos los hospitales poseen una unidad de Medicina Intensiva. Si un paciente está inestable o estable pero tiene riesgo potencial de mala evolución o de complicaciones y su recuperación es factible, debería de trasladarse de inmediato a un hospital donde si hubiera una Unidad de Cuidados Intensivos.

UNIDAD DE CUIDADOS INTENSIVOS "IDEAL"

Sería una unidad estructurada de tal forma que desde el control de Enfermería se pudieran ver todos los boxes para una buena vigilancia.

Cada habitación sería individual, amplia (ya que hay gran cantidad de aparatos para soporte de órganos, en los pacientes más críticos), con luz natural y cerrada mediante cristales transparentes para no perder de vista al paciente en ningún momento.

La cama del paciente articulada mediante un mando con elevación de cabecero y pies al igual que para subir y bajar el plano horizontal de la cama cuando sea preciso.

Cada habitación tiene módulos para la monitorización electrocardiográfica, presión arterial no invasiva e invasiva, pulsioximetria, capnografía, gasto cardíaco, neuromonitorización,.... También posee bombas de perfusión para tratamientos intravenosos.

En el control central de Enfermería, hay un monitor con las constantes a tiempo real de cada paciente que esté ingresado en la UCI. Esta monitorización permite que si una constante del paciente se modifica y se sale de un rango de valores marcados, el monitor lo detecte y suene una alarma que permita a Enfermería comprobarlo y ponerle solución en el menor tiempo posible.

Para cualquier contratiempo debe de haber y estar siempre listo y comprobado un carro con material para usar en una parada cardiorrespiratoria al igual que un carro con material específico para vía aérea difícil, respiradores portátiles para el transporte de pacientes, balas de oxígeno, electrocardiógrafos, ecógrafo, material quirúrgico ...

En una Unidad de Críticos también suele encontrarse una Sala destinada para colocación de Marcapasos transitorios o definitivos, con un aparato de radioescopia, además de diferentes despachos y salas de trabajo.

SISTEMA DE VISITAS

Los familiares no están acompañando al paciente. Hay dos o tres turnos de visita al día (dependiendo del hospital y exceptuando las UCIs pediátricas donde los papas pueden estar las 24 horas con los niños) pudiendo acceder a la habitación del enfermo hasta dos personas a la vez con posibilidad de hacer intercambios.

Los horarios marcados de cada Unidad son muy flexibles dependiendo de las cargas de trabajo del momento.

INFORMACIÓN A FAMILIARES

La información médica es dada por el médico al ingreso del paciente en la unidad y diariamente se entrevistan con los familiares para dar información de la evolución del paciente y cada vez que la situación clínica del paciente lo requiera.

Al ingreso del paciente se les entrega a los familiares una hoja informativa de las normas de la unidad y horarios de visitas e información. A la vez, se les recoge un teléfono de contacto del familiar más cercano.

* **Técnicas realizadas y/o manejadas en una Unidad de Medicina Intensiva por personal facultativo especialista**.

Técnicas de monitorización hemodinámica

- Arteria
- Catéter de Swanz-Ganz
- Catéter PICCO

Técnicas de soporte hemodinámico

- Balón de Contrapulsación intraaórtico
- Marcapasos transitorio: transcutáneo o transvenoso.
- Marcapasos definitivo

- Pericardiocentesis

Cardioversión eléctrica

Técnicas de soporte respiratorio

- Ventilación manual con mascarilla

- Intubación orotraqueal

- Traqueostomía percutánea. Cricotiroidotomía.

- Toracocentesis

- Drenaje pleural

Técnicas gastro-intestinales

- Sonda nasogástrica

- Paracentesis evacuadora

Técnicas de neuromonitorización

- Sensor de PIC (Presión IntraCraneal)

- Punción lumbar

Canalización de accesos venosos

- Vías venosas periféricas

- Vías venosas centrales

    1. Acceso por vena yugular

    2. Acceso por vena subclavia

    3. Acceso por vena femoral.

    4. Acceso por vena periférica

CAPÍTULO III: <u>CRITERIOS DE INGRESO Y EXCLUSIÓN DE ENFERMOS</u>.

Leticia Fernández Salvatierra, María Dolores Vicente Gordo

La decisión de ingreso en UCI siempre tiene que ser una decisión médica, eso sí, con el previo consentimiento del paciente o de su familia. Respetando la voluntad de no querer ingresar.

Es difícil unificar unos criterios que satisfagan a los diferentes especialistas que se ven involucrados durante la evolución hospitalaria de los pacientes y siempre es un tema difícil de abordar. El intensivista es el que puede tener una visión más global de ello por lo que la decisión de ingreso siempre recae en él.

Los criterios de admisión nos ayudan y nos orientan en la toma de decisiones, pero siempre son flexibles y se pueden hacer excepciones, pero siempre prima el sentido común y la visión global del enfermo para emitir un juicio.

Se debería evitar el ingreso a pacientes terminales con muy mal pronóstico a corto plazo o por el contrario el extremo contrario, paciente que están muy bien y no se benefician en nada estando ingresados, es decir, sin criterio de ingreso.

Una premisa muy importante de cara a aceptar un paciente en nuestra Unidad de Críticos es que presente una patología aguda POTENCIALMENTE RECUPERABLE.

La edad per se, ahora, no es un factor para denegar el ingreso en UCI. En los tiempos que vivimos hay pacientes ancianos sin ninguna patología y con una vida totalmente autónoma. Primaría mas la calidad de vida que lleve la persona en cuestión que su grupo etáreo.

El modelo más relevante para clasificar a los pacientes es el MODELO DE

PRIORIZACIÓN que clasifica a los pacientes en cuatro grupos, dependiendo de si se van a beneficiar o no de su ingreso en una Unidad de Cuidados intensivos.

PRIORIDAD 1

Pacientes inestables que necesitan tratamiento y monitorización que no se puede dar en ningún lugar fuera del ámbito de la UCI. Son subsidiarios de todos tratamientos y no hay limitación de esfuerzo terapéutico por parte de los profesionales.

Pondremos un ejemplo; varón de 40 años con un shock séptico que precisa ventilación mecánica invasiva y drogas vasoactivas.

PRIORIDAD 2

Pacientes estables pero con riesgo potencial de mala evolución o complicaciones. Necesitan monitorización continua y probablemente necesiten un soporte inmediato como parte de la evolución de su patología.

Pondremos un ejemplo; mujer de 60 años con una bronconeumonía bilateral con mínima disnea al habla en el momento de acudir a Urgencias, manteniendo buena mecánica respiratoria con una mascarilla de Oxigeno que le aporta una Fio_2 del 50%. Esta paciente es subsidiaria de empeoramiento. No necesita soporte intensivo en ese momento pero seguramente lo necesite dentro de unas horas.

PRIORIDAD 3

Pacientes inestables con menor probabilidad de recuperación debido a su enfermedad de base o a su enfermedad actual. Se realizaría tratamiento de la enfermedad aguda pero quizás con límites en los recursos (terapia intensiva condicionada o ingreso en UCI con limitaciones).

Pondremos un ejemplo; varón de 84 años, fumador, EPOC severo con O2 domiciliario unas 16 horas al día que es traído a Urgencias por una UVI-móvil por reagudización y descompensación de su EPOC. Tendencia al sueño por hipercapnia con PCO2 85 y PH de 7,32. Este paciente sería subsidiario de ingreso en una Unidad de Cuidados Intensivos para iniciar tratamiento con ventilación mecánica no invasiva (VMNI). Seguramente nos plantearíamos la VMNI como techo terapéutico para su patología respiratoria.

PRIORIDAD 4

Pacientes que no deben ingresar en la UCI, bien porque tienen una patología terminal o bien todo lo contrario, cuando el paciente está tan bien que no se benefician en nada ingresando.

Pacientes terminales no serían subsidiarios de maniobras invasivas, sólo únicamente medidas de confort, estándo en una habitación de una planta de Hospitalización más acompañados con la familia, en su última fase de la vida.

Pondremos un ejemplo; Mujer de 70 años con neoplasia de mama en estadío avanzado con metástasis múltiples pulmonares, óseas, cerebrales sin tratamiento oncológico posible que acude a Urgencias por insuficiencia respiratoria global, siendo el cuadro compatible con una neumonía grave comunitaria.

Pacientes estables sin patología aguda potencialmente grave, se beneficiaría de ingreso y tratamiento en planta de

Hospitalización y/o en Salas de Observación de Urgencias.

Pondremos un ejemplo; Mujer de 20 años con un Traumatismo Craneoencefálico leve sin perdida de conciencia ni alteraciones neurológicas.

Como ya hemos dicho anteriormente los criterios de ingreso no son premisas inamovibles, sólo nos ayudan a decidir sobre una serie de situaciones en la evolución clínica del paciente. Cada paciente es diferente por lo que no podemos generalizar. La misión de decisión de ingreso en una Unidad de Cuidados Intensivos, es difícil por lo que si tenemos la más mínima duda de que el paciente se va a beneficiar, hay que ingresarlo.

No menos importante son los criterios de alta de una Unidad de Cuidados Intensivos, bien por mejoría clínica o por futilidad terapeútica.

Cuando el paciente ha recuperado la funcionabilidad de sus órganos y no necesita ningún soporte para ello, podemos decidir que el resto de su evolución la podría pasar en una planta de hospitalización.

A veces, una larga estancia en la UCI, genera una sensación de ansiedad de cara a salir a la planta, para el paciente o incluso para los familiares. Siempre es una buena noticia el recibir el alta por evolución satisfactoria de una unidad de Cuidados Intensivos, pero algunas veces las familias se han acostumbrado a saber en todo momento las constantes vitales de su familiar que el paso a una planta genera cierta sensación de una posible mala praxis.

Los intensivistas estamos hartos de oir, "…¿ya le van a dar el alta?, con lo bien que ha estado aquí…" o "…en la planta no va a estar igual de atendido que en la UCI…". Tienen que entender que se ha cerrado una etapa de la evolución de su enfermedad y que ahora empieza otra y para esta nueva etapa ya no necesitan unos cuidados intensivos. La sobreprotección y el estar ingresado en una UCI cuando no compete, puede ser perjudicial para el propio paciente.

A continuación mencionamos brevemente dos de las complicaciones más frecuentes en nuestras unidades: el delirium y las infecciones nosocomiales.

A) DELIRIUM

El **delirium** o síndrome confusional agudo es un problema frecuente en los enfermos críticos, aunque a veces su diagnóstico a menudo se pasa por alto.

El delirio es de origen MULTIFACTORIAL. Es el resultado de la interacción entre:

***Vulnerabilidad previa del sujetos*:**

- Edad avanzada

- Alteraciones cognitivas previas (demencia)

- Discapacidades sensoriales (hipoacusia y disminución de la agudeza visual, consumo de sustancias con capacidad adictiva, como alcohol, nicotina y psicofármacos),

Factores ambientales

- Inmovilidad prolongada

- Práctica de intervenciones y procedimientos sobre el enfermo

- Sujeciones físicas

- Privación o Sobreestimulación sensorial

- Privación de sueño

- Ventilación mecánica

- Abstinencia de sustancias

Alteraciones fisiológicas causadas por la enfermedad aguda

- Sepsis

- Anemia

- Hipoxia

- Hipotensión

- Alteraciones hídricas y electrolíticas

- Dolor insuficientemente tratado, uso de fármacos psicoactivos, en especial opiáceos y benzodiacepinas).

Cuantos más factores de riesgo, más aumenta la posibilidad de desarrollar delirio. Se ha demostrado que con actuaciones destinadas a reducir la influencia de determinados factores de riesgo se puede reducir la incidencia del delirio en enfermos hospitalizados, sobretodo en los de edad avanzada.

El delirio se asocia a un aumento de la mortalidad a corto y largo plazo, a la prolongación de la ventilación mecánica, a estancias prolongadas en la Unidad de Cuidados Intensivos (UCI) y en el hospital y a un deterioro cognitivo tras el alta hospitalaria.

El tratamiento del delirio se basa en identificar y corregir las causas subyacentes, establecer medidas de soporte y, en ocasiones, el tratamiento farmacológico para el control de los síntomas.

Una parte muy importante es la PREVENCIÓN, mediante intervenciones sencillas que mejoran la confortabilidad del paciente y con el menor riesgo de desarrollar esta patología.

Estimular la orientación del paciente y su relación con el medio: horarios flexibles y ampliados de visitas, reloj visible, luz natural (noche y día). A veces esto en una Unidad de Cuidados Intensivos no es posible, por lo que mantener un paciente que no necesita de una terapia intensiva, podría perjudicar su evolución clínica. Todo el personal en contacto con el paciente debería llevar identificación y/o presentarse a sí mismo cuando se dirige a él, explicando todos los procedimientos e intervenciones que se llevan a cabo. Actividades terapéuticas programadas: discusión y conversación sobre cuestiones de actualidad o interés, recuerdos estructurados, etc.

Respetar el ciclo sueño-vigilia, bien por medios naturales (oscuridad, silencio nocturno, ajuste de los horarios de medicación y toma de constantes para respetar las horas de sueño). Similar al punto anterior, esto a veces no es posible en una Unidad de Críticos.

Movilización precoz y la limitación del tiempo de encamamiento también es un punto clave. Así como, la limitación de dispositivos que reducen la movilidad (sondas, catéteres, equipos de monitorización.

B) INFECCIONES

Las infecciones nosocomiales tienen todavía una alta incidencia en las Unidades de Cuidados Intensivos, convirtiéndose en uno de los problemas más importantes que ocurren. Se asocian con una alta mortalidad y morbilidad en los pacientes críticos y están asociadas a un aumento en la estancia media de los pacientes y del coste hospitalario.

Tomando como base el Estudio Nacional de Vigilancia de Infección Nosocomial en Unidades de Cuidados Intensivos (ENVIN-UCI), las principales infecciones nosocomiales son:

- Neumonía Asociada a Ventilación Mecánica (NAVM)

- Infección urinaria asociada a sondaje uretral

- Bacteriemia primaria y relacionada con catéter.

Durante un ingreso en una Unidad de Cuidados Intensivos, se necesidad diferentes catéteres venosos y arteriales para infundir medicación o como medición de parámetros hemodinámicas, al igual que sondas nasogástrica y vesical. Somos partidarios de que si no se va a necesitar una vía se retire e intentamos de dar de alta a los pacientes con los menores dispositivos posibles, para evitar las infecciones. Si ya no se necesita una vía venosa central (bien de acceso periférico o de acceso central) se intentará canalizar una vía periférica y retirar la anterior de cara a un alta a planta de Hospitalización. Igualmente pasará con las diferentes sondas que pueda llevar el paciente. En caso de que el paciente necesitara una vía venosa central (por ejemplo: pacientes en tratamiento con nutrición parenteral o pacientes con imposibilidad de canalización de una vía periférica), se debería poner en el informe de alta de UCI, la fecha de colocación, para que una vez en planta se tenga constancia de cuántos días lleva puesto ese dispositivo.

CAPÍTULO IV: **BIBLIOGRAFÍA**

1. "Historia y Filosofía de la Medicina". Anales Médicos Vol 60 Numero 2 Abril-junio 2015vpag 156-158

2. Curso del Instituto Aragonés de la Salud (IACS) "El enfermo crítico"

3. Solsona JF, Miró G, Ferrer A, Cabré L, Torres A, Los criterios de ingreso en UCI del paciente con EPOC. Documento de reflexión SEMICYUC-SEPAR. Medicina Intensiva 2001; 25:107-12

4. Delirio en el paciente crítico. E. Palencia- Herrejón. M.Á. Romera , J.A. Silva y grupo de trabajo de analgesia y sedación de la SEMICYUC. Medicina Intensiva 2008; 32 suplementos 1: 77-91

5. Historia, concepto e importancia de la limitación del tratamiento de soporte vital en el paciente crítico. Barceló M, Vicente MD, Fernández L, Araujo P.

6. Zaragoza R, Ramírez P, López-Pueyo MJ "Infección nosocomial en las unidades de cuidados intensivos" Enfermedades infecciosas y Microbiología Clínica. 2014;32(5):320–327

7. Página de la sociedad española de Medicina Intensiva, Crítica y

Unidades Coronarias;

www.semicyuc.org

PRÓLOGO

He querido reflejar en un libro una especialidad médica, como es la Medicina Intensiva, totalmente desconocida para personal no sanitario pero importantísima para la buena evolución de los pacientes.

www.ingramcontent.com/pod-product-compliance
Lightning Source LLC
Chambersburg PA
CBHW070134210526
45170CB00013B/1034